DE LA
SOLUBILITÉ DU FER

ET

DE SON PROTOXYDE GÉLATINEUX DANS L'HUILE
DE FOIE DE MORUE
ET LES AUTRES HUILES FIXES.

PAR M. L. VEZU,

Pharmacien,

membre de la Société impériale de médecine de Lyon,
de la Société impériale d'Agriculture, sciences et arts utiles de la même ville,
ex-membre du Jury médical du département du Rhône,
ancien préparateur du cours de chimie à l'École de médecine
de Lyon, lauréat de cette École.

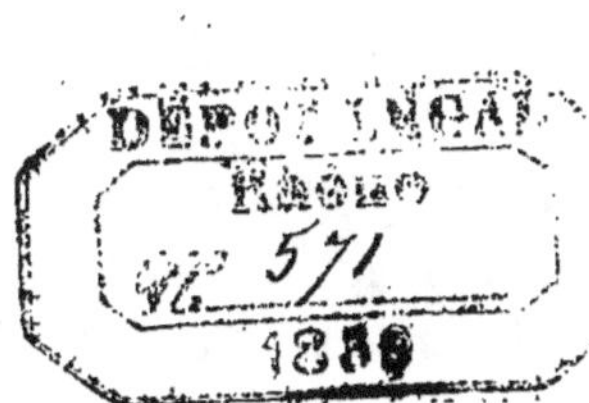

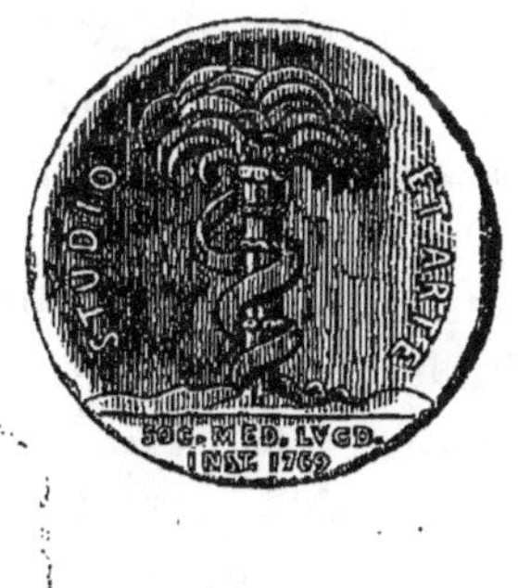

LYON.

IMPRIMERIE D'AIMÉ VINGTRINIER,

Quai Saint-Antoine, 36.

—

1859.

SOLUBILITÉ DU FER

La solubilité du fer dans les huiles n'avait pas encore été constatée, lorsque, en mars 1857, j'ai reconnu que ce métal et son protoxyde gélatineux se dissolvent dans ces véhicules.

Pensant que ce fait pouvait avoir d'importantes applications pratiques, j'ai essayé de doter l'huile de foie de morue d'une puissance médicatrice plus énergique, sans en détruire les propriétés natives, et je suis parvenu à dissoudre dans cette huile une quantité notable de fer.

C'est sous l'influence de l'eau, de l'air, de la chaleur, que la dissolution s'opère.

L'eau est indispensable, dans tous les cas, pour que la réaction ait lieu, la dissolution du fer dans les huiles se fait principalement par son intermédiaire, et sous les mêmes conditions que dans l'eau acidulée, la réaction est la même, il y a décomposition de l'eau sous l'influence du fer et de l'huile, oxygénation du métal par l'oxygène dégagé, dissolution de l'oxyde formé par les huiles qui jouent le rôle d'acide et enfin dégagement d'hydrogène.

Le protoxyde de fer gélatineux se dissout aussi dans les huiles, mais la dissolution s'opère sans dégagement de gaz, et sans production de glycérine.

Les autres oxydes du fer se combinent moins bien ou presque pas.

Les avantages que j'ai cru entrevoir pour la thérapeutique dans l'association de ces deux agents si puissants, le fer pour régénérer le sang, l'huile de foie de morue pour reconstituer l'organisme, m'ont guidé et soutenu dans les nombreux essais que j'ai entrepris.

J'ai composé avec ces deux substances un médicament stable, d'assimilation facile, exerçant sur les organes digestifs une action douce et tonique tout à la fois ; médicament nouveau, dont les inconvénients de l'huile de foie de morue et du fer, pris isolément, faisaient désirer l'innovation, surtout en faveur des malades à constitution débilitée, ou dont l'appareil digestif offre une susceptibilité nerveuse trop grande.

Il n'est pas nécessaire pour obtenir les bons effets de la médication ferrée, d'introduire beaucoup de fer dans l'économie, il faut surtout y faire pénétrer en même temps des matières animales très-nourrissantes. Or l'huile de foie de morue possède cette puissance à un suprême degré ; en outre, elle protége la muqueuse intestinale contre l'action constrictive et irritante des sels de fer.

Ces sels dissous dans les huiles perdent leur saveur astringente et atramentaire. Une expérience de deux années faite par les médecins de l'hospice de l'Antiquaille et par ceux de la ville de Lyon, a déjà confirmé cette proposition. On a vu des malades dont l'estomac n'avait pu tolérer aucune préparation martiale, supporter parfaitement l'huile de foie de morue ferrugineuse, et recueillir à la fois les bienfaits de cette double médication ferrugineuse et reconstituante. Indépendamment de ses principes réparateurs, l'huile de foie de morue ne renferme-t-elle pas aussi certains éléments de la bile, qui, à n'en pas douter, activent la digestion de la substance huileuse? Cette action adjuvante est fort heureuse dans les cas assez fréquents où certains états morbides altèrent la sécrétion biliaire.

Les propriétés du fer dans la chlorose et dans toutes les maladies qui consistent en un appauvrissement du sang, celles de l'huile de foie de morue dans le rachitisme et l'affaiblissement de la constitution, sont si bien connues que je me dispense d'entrer plus avant dans des considérations médicales : cependant, qu'on me permette de faire connaître, à l'appui de ce que j'avance, quelques résultats obtenus par des médecins de notre ville.

M. le docteur Bonnaric, médecin de l'hospice de l'Antiquaille, s'exprime ainsi dans le compte-rendu des hôpitaux de Lyon, (année 1858, page 36) :

« La thérapeutique n'a subi et ne pouvait guère subir que des modifications de détail. Parmi les médicaments prescrits habituellement dans ce service, l'huile de foie de morue tient le premier rang ; puis viennent les ferrugineux et les dépuratifs. Un grand nombre d'enfants prennent tous les matins l'huile et le fer en deux temps. M. Vezu , pharmacien de Lyon, m'a fourni le moyen d'administrer d'un seul coup ces deux médicaments. Il a réussi à faire dissoudre dans l'huile de foie de morue le fer métallique porphyrisé et le protoxyde de fer gélatineux. Cette combinaison de l'huile et du fer, que j'ai adoptée avec empressement , m'a permis de supprimer le sirop d'iodure de fer, si facilement altérable. Elle a été bien supportée par les petits malades , et m'a paru , même à dose moindre, agir avec autant et même plus d'efficacité que l'huile de foie de morue et le sirop d'iodure de fer administrés simultanément, mais non combinés. A la consultation gratuite , je ne prescris plus que l'huile de foie de morue ferrugineuse de M. Vezu, et tout en réalisant une notable économie à la pharmacie, j'ai pu m'assurer que les résultats n'étaient pas moins favorables qu'avant cette substitution. »

M. le docteur Rodet, ex-chirurgien en chef de l'Antiquaille, a eu la bienveillance de me communiquer l'observation suivante :

*Spermatorrhée ancienne avec impuissance complète com-
battue avec efficacité par l'huile de foie de morue
ferrugineuse.*

« Le nommé X..., âgé de 50 ans, épicier, demeurant à
la Guillotière, vint me consulter dans le printemps de 1858
pour une spermatorrhée datant de 10 ou 12 ans, qu'il
avait combattue à plusieurs reprises, mais sans aucune
espèce de succès. Il avait des pollutions nocturnes très-
fréquentes : presque toutes les nuits et quelquefois même
plusieurs dans une même nuit ; impuissance complète
depuis plusieurs années, faiblesse des membres, teint
plombé de la face, physionomie abattue, tristesse, dé-
couragement, dégoût de la vie. Le malade parlait de se
détruire.

Je le soumis à l'usage des pilules de sous-carbonate de
fer et d'extrait de noix vomique ; je lui fis faire des lotions
froides sur les parties génitales et autour du bassin, et je
lui fit prendre des bains froids dans le Rhône.

Ce traitement, suivi avec persévérance, produisait une
amélioration lente, mais sensible, lorsque, au bout de
trois mois, je fus forcé de l'interrompre par l'apparition
d'un rhumatisme articulaire aigu qui nécessita l'emploi
des sangsues et des vésicatoires, et qui dura trois se-
maines.

Le 13 octobre, son rhumatisme étant guéri depuis plus
d'un mois, le malade vint me consulter de nouveau pour
sa spermatorrhée qui était revenue à son intensité pre-
mière. Il venait, disait-il, faire une dernière tentative
pour se délivrer de ce mal affreux qui empoisonnait toute
son existence. Je le soumis alors à l'usage de l'huile de

foie de morue ferrugineuse de M. Vezu, à la dose de deux
cuillerées à bouche par jour au commencement, et de trois
cuillerées par jour au bout de quinze jours. Je fis employer
en même temps du sirop de quina, des lotions froides au
tour du bassin et des grands bains additionnés de 500
grammes de sel de cuisine et de 500 grammes de carbonate de soude.

Le 27 novembre, il revint, non pas, me dit-il, pour me
consulter, mais pour avoir le plaisir de m'apprendre qu'il
avait obtenu une très-grande amélioration. Il était resté
quarante-deux jours sans avoir aucune pollution noc-
turne; la puissance virile était en partie rétablie; il se sentait
plus fort et plus gai, son embonpoint avait augmenté et
son teint était devenu meilleur.

Je l'engageai à continuer son traitement encore pendant
trois mois au moins et à revenir me voir ensuite si la
guérison n'était pas obtenue. Mais je ne l'ai plus revu
depuis cette époque.

J'ai employé l'huile de foie de morue ferrugineuse dans
un assez grand nombre de cas de spermatorrhée, et,
quoique mes études ne soient pas encore complètes sur
ce sujet, je crois pouvoir établir dès à présent que les
malades chez lesquels ce traitement réussit le mieux sont
ceux qui ont des pertes séminales abondantes ou atonie
mais sans irritation ni douleur des organes génitaux,
qui sont faibles, amaigris et épuisés par ces déperditions
abondantes. »

AUTRE OBSERVATION. — M. X...., d'une constitution
lymphatique, habitant Lyon, contracta, en 1857, une
syphilis qui fut traitée par le docteur Grommier, professeur
à l'École de médecine de Lyon.

La négligence du malade prolongea la durée du traitement, et M. X... finit par tomber dans un état très-pro-
noncé de faiblesse générale, d'amaigrissement et d'anémie;
il était, en outre, affecté d'une toux violente ; il portait
aussi un engorgement des ganglions sous-maxillaires du

côté droit, constituant une tumeur du volume d'un œuf de poule.

M. Grommier lui prescrivit d'abord l'huile de foie de morue ordinaire, et ensuite n'obtenant pas de résultat bien marqué, il lui conseilla l'huile de foie de morue ferrugineuse.

Une amélioration ne tarda pas à se manifester, peu à peu la toux disparut, l'engorgement se vida et la plaie se cicatrisa rapidement ; les forces revinrent, le teint se colora, et le malade ayant continué pendant quatre mois cette médication, finit par arriver à un état complet de santé.

Enfin, j'extrais de la Gazette médicale de lyon, 1er octobre 1858, un cas de guérison obtenue dans cette ville par M. le docteur Lambert.

Cas de guérison d'une chloro-anémie ancienne, avec épanchement pleurétique considérable du côté gauche, par l'usage de l'huile de foie de morue ferrugineuse.

Depuis dix ans je suis le médecin de la famille M....., concierge d'un des forts qui entourent Lyon. Pendant ce laps de temps j'ai eu souvent l'occasion de donner des soins au fils M. et surtout à la demoiselle M..., tous deux d'une constitution lymphatique et prédisposés aux affections de poitrine. Le fils, qui avait quitté la famille pour exercer la profession d'ouvrier en soie, est mort phthisique à l'âge de 24 ans, sans doute parce que les fâcheuses prédispositions qu'il tenait de la nature ont été développées et aggravées, soit par le manque de soins hygiéniques, soit par les excès de travail ou de toute autre espèce.

Quant à la demoiselle M..., aujourd'hui âgée de 24 à 25 ans, et mariée depuis vingt mois, je n'ai pas cessé de lui faire prendre des ferrugineux, de l'huile de foie de morue ordinaire, des reconstituants de tous genres pendant les cinq ans qui ont précédé son mariage. Sa chloroanémie avait résisté à tous ces moyens : pâleur excessive de la face, palpitations continuelles du cœur, petite toux par instants, manque 'de forces, irrégularité dans les menstrues qui étaient décolorées ; avec cela assez bon appétit.

Tel était l'état de la demoiselle M... lorsqu'elle contracta mariage avec M. C..., garde d'artillerie. Madame, devenue enceinte, dut recevoir les soins d'un autre docteur qui lui fut présenté pendant ses couches qui eurent lieu onze mois après le mariage. L'accouchement se fit très-bien, à ce qu'il paraît ; mais la jeune dame s'exposa trop tôt au grand air, et le dixième jour s'était à peine écoulé qu'elle fut atteinte d'une pleuro-pneumonie dont l'état aigu fut modifié par les moyens ordinaires, mais ne put être guérie. Quinze jours après l'invasion de cette dernière maladie, la famille s'inquiéta et l'on me fit appeler pour donner des soins à mon ancienne cliente. Je trouvai la malade dans l'état ci-après : dyspnée considérable, toux fréquente sans expectoration, décubitus constant sur le côté gauche et impossible sur le côté droit, pâleur extrême de la face, amaigrissement considérable, point d'appétit et peu de fièvre. A l'auscultation je constatai dans toute l'étendue du côté gauche de la poitrine, soit en avant, soit en arrière, une inspiration incomplète et lointaine, et même absente sur deux points. La percussion fournissait de la matité partout.

Je prescrivis des vésicants, des diurétiques, des ferrugineux, des pectoraux, etc., etc. Au bout d'une dixaine de jours c'est à peine s'il y avait un mieux sensible. Alors j'eus l'idée d'ordonner l'huile de foie de morue ferrugineuse de M. Vezu, et je dois dire qu'à partir de ce jour le mieux s'est déclaré chez ma malade. Tout le cortége des symptômes décrits ci-dessus s'est amendé progressivement, à tel point qu'à ma vingtième visite, la malade se couchait et dormait dans toutes les positions, la toux avait presque entièrement cessé, l'épanchement était résorbé en grande partie, l'appétit était revenu ainsi que le sommeil, l'aspect de la face avait perdu son caractère cadavéreux et avait pris un air de santé. La malade, se sentant renaître, prenait tous les jours trois à quatre cuillerées du médicament et sans répugnance aucune.

Trois mois après avoir cessé mes visites, j'ai été voir Mme C... pour m'assurer de ce qu'elle était devenue. Je l'ai trouvée avec de l'embonpoint, aspect nouveau sous lequel elle ne s'était jamais présentée à moi ; sa figure avait une teinte rosée de bon aloi ; ses forces complètement revenues dépassaient toutes prévisions. Point de toux, point de gêne dans la respiration, point de palpitations, plus de matité sur aucuns points du côté gauche de la poitrine. Mme C... dit qu'elle *ne connait la santé que depuis sa dernière maladie*, dont elle attribue elle-même la guérison, principalement à l'usage longtemps continué de l'huile de foie de morue ferrugineuse, dont elle a consommé une quinzaine de flacons.

EXPÉRIENCES.

Fer porphyrisé ou réduit.

La limaille de fer porphyrisée et le fer réduit par l'hydrogène se dissolvent dans l'huile de foie de morue et les autres huiles à l'aide de l'eau, de l'air et de la chaleur.

Les expériences qui suivent en fournissent la preuve :

Si on introduit dans un ballon en verre un mélange d'huile de foie de morue et de fer porphyrisé ou réduit et humecté d'eau, le fer se dissout, la combinaison se fait à froid ; à chaud au bain-marie elle s'opère plus rapidement.

Le fer réduit se dissout plus facilement que la limaille de fer ; l'humidité de l'huile sans addition d'eau, suffit pour déterminer à chaud une faible dissolution.

Si on débouche le flacon contenant le mélange ferrugineux, il s'en dégage une odeur d'hydrogène ferré très–

prononcée ; cette odeur ne se produit que lorsqu'il y a union du fer avec l'huile ; dans le cas contraire on ne la perçoit nullement.

Lorsqu'on opère à froid, il faut quinze ou vingt jours pour que l'huile soit convenablement chargée de fer ; à chaud, trois ou quatre jours suffisent.

L'huile, ainsi préparée, est claire et transparente après filtration au papier, sa couleur est d'un beau rouge acajou ou grenat ; son odeur et sa saveur sont neutralisées en partie par la dissolution du fer. Cette neutralisation est d'autant plus sensible qu'il y a plus de fer dissous.

La dissolution de cette huile dans l'éther est colorée en noir par l'acide tannique ; le sulfhydrate d'ammoniaque y produit un précipité noir de sulfure de fer.

Ce sulfure, dissout dans l'acide chlorhydrique, est précipité ensuite par l'ammoniaque, à l'état d'oxyde de fer.

La calcination de cette huile accuse plus ou moins d'oxyde de fer, suivant que le contact a été plus ou moins prolongé.

Si, au lieu d'introduire ce mélange dans un flacon, on l'étend sur des assiettes et en couches minces, qu'on fasse intervenir l'air et la chaleur, et qu'on le remue de temps en temps, il se forme, après quelques jours de contact, une masse gélatineuse mi-solide, grise, rougeâtre, sans saveur ni odeur, très-riche en principe ferré, insoluble dans l'eau et l'alcool, entièrement soluble dans l'éther.

Cette dissolution, filtrée, puis évaporée à une douce chaleur, laisse pour résidu une matière rougeâtre semblable à la précédente ; cette matière, soumise à la calcination, se boursoufle, brûle et donne de l'oxide rouge de fer. J'en ai obtenu trois grammes soixante et onze centigrammes pour cent, soit trente-sept grammes par kilogramme.

Dans une autre expérience faite de la même manière, cette quantité a été dépassée ; j'ai trouvé qu'elle n'était pas moindre de soixante grammes d'oxyde de fer par kilo d’huile de foie de morue, rien ne prouve qu’on ne puisse en obtenir encore davantage.

L’huile d’amande, mélangée avec le fer réduit et l’eau, placée dans les mêmes conditions, a dissous, sans trop se solidifier, quinze grammes par kilogramme d’oxyde de fer.

L’huile de lin vierge, et en général les huiles siccatives ont un pouvoir dissolvant qui se rapproche beaucoup de celui de l’huile de morue ; comme elle, elles dissolvent le fer en très-grande quantité, se durcissent et se colorent de la même manière.

Les huiles mélangées au fer porphyrisé ou réduit, et étendues en couches minces sur des assiettes sans addition d’eau et privées d’humidité et du contact de l’air, ne dissolvent presque pas de fer.

Les traitements par l’acide tannique et le sulfhydrate d’ammoniaque ne décèlent que des traces de ce métal.

Ces essais prouvent d’une manière indubitable que l’eau joue le principal rôle dans ces dissolutions.

L’explication de ce phénomène est facile, je l’ai produite plus haut.

L’eau est décomposée : car si l’on introduit dans un tube en verre fermé à l’une de ses extrémités un mélange d’huile de foie de morue ferrée et d’eau, qu’après l’avoir rempli de manière à ne laisser aucun vide, on le renverse en tenant le pouce appuyé sur l’autre extrémité, qu’on plonge ensuite ce tube dans une cuve à mercure, en ayant soin de ne pas y laisser pénétrer l’air, en l’abandonnant à lui-même à la température ordinaire, il se dégage des bulles de gaz qui prennent la place de l’huile ; ce dégagement se fait lentement, il faut plusieurs jours pour obtenir une certaine quantité de ce gaz, qui, soumis à l’analyse, présente les caractères de l’hydrogène pur.

On peut encore obtenir plus rapidement des doses d’hydrogène beaucoup plus fortes en remplissant un ballon en verre avec le mélange ferré, en y adaptant un tube rempli d’huile, qu’on fait arriver sous une éprouvette pleine de mercure ; en chauffant légèrement, on voit alors l'hydrogène se dégager et venir dans l'éprouvette prendre la place du mercure.

L'huile de foie de morue, privée d'humidité par le chlorure de calcium et filtrée, puis mélangée avec le fer porphyrisé ou réduit sec, ne donne lieu, après son introduction dans le tube en verre, à aucun dégagement de gaz, ni à aucune dissolution de fer.

Mais si on fait arriver dans ce même tube quelques gouttes d'eau et qu'on les mélange en imprimant à cet instrument, après l'avoir fermé, un mouvement de haut en bas et de bas en haut, le gaz se produit en même temps que la dissolution du fer.

Protoxyde de fer gélatineux.

Le protoxyde de fer gélatineux se dissout aussi dans l'huile de foie de morue et dans les autres huiles, comme dans l'eau acidulée et sans dégagement de gaz.

La dissolution s'opère donc directement.

L'huile de foie de morue dissout beaucoup mieux le protoxyde de fer gélatineux que les autres huiles.

Les huiles d'olives et d'amandes très-fraîches mélangées au protoxyde de fer et mises dans un flacon bouché ne le dissolvent presque pas, l'intervention de la chaleur pendant plusieurs jours ne donne pas une dissolution plus forte ; mais si on fait agir l'air sur ce mélange pendant quelques jours, la combinaison s'opère avec une certaine énergie, l'huile devient rouge, et si on la filtre, elle passe claire et limpide.

Cette expérience est une preuve évidente que la saponification des huiles par le protoxyde de fer gélatineux ne se produit pas.

Car les combinaisons des autres oxydes métalliques se font sans le contact de l'air et seulement par l'intermédiaire de l'eau.

Les huiles ferrées, obtenues par ce dernier moyen, ont

les mêmes propriétés physiques et chimiques que celles qui sont faites avec le fer porphyrisé ou réduit.

Dissolution dans l'eau distillée des sels de fer combinés avec l'huile de foie de morue.

Si on agite à plusieurs reprises l'huile de foie de morue ferrée avec l'eau distillée, on obtient, après filtration, un liquide incolore , acide , ferrugineux, se troublant à l'air, se conservant limpide, si on ajoute à sa surface une couche d'huile pour l'en préserver ; sans cette précaution la liqueur se trouble, il se dépose une matière rougeâtre.

L'emploi des réactifs du fer dans cette liqueur décèle la présence de ce métal.

Soumise à la distillation et au bain-marie, cette liqueur se trouble peu à peu et laisse dans la cornue un dépôt noir ; ce dépôt a l'aspect d'un extrait brun-noir , d'une saveur très-amère , son odeur est celle de la vieille huile de foie de morue.

Traité par l'alcool ce dépôt s'y dissout en partie.

La partie insoluble dans ce véhicule devient pulvérulente lorsqu'on la sèche, son odeur est celle des harengs secs, l'éther est sans action sur elle, l'eau en dissout un peu , l'acide chlorhydrique la dissout entièrement sans effervescence.

Cette dissolution traitée par l'ammoniaque précipite l'oxyde de fer rouge.

Par l'oxalate d'ammoniaque il se forme un dépôt blanc.

Par le chlorure de baryum, avec addition d'acide azotique, un précipité blanc.

La solution alcoolique est brune-noirâtre ; elle rougit le papier de tournésol, si on l'évapore à une douce chaleur ; le résidu a l'aspect d'un extrait noirâtre très-amer , insoluble dans l'éther , un peu soluble dans l'eau qu'il colore.

Cette solution soumise à la distillation, au bain-marie,

et additionnée de quelques gouttes d'acide sulfurique, donne un produit acide incolore, ne précipitant pas par le chlorure de baryum ; son odeur rappelle celle de l'huile de foie de morue.

Ce produit neutralisé par du carbonate de soude pur et évaporé de nouveau au bain-marie à siccité, répand, après l'addition de quelques gouttes d'acide sulfurique, une odeur d'acide acétique très-prononcée.

Le résidu de cette distillation est un liquide de couleur jaune trouble, sa surface est irisée, le fer s'y trouve en dissolution : les parois de la cornue sont tapissées par une matière grasse, rougeâtre, qui est entraînée et en partie dissoute par des lavages réitérés, faits avec une dissolution de carbonate de soude pur. Cette dissolution filtrée et additionnée de quelques gouttes d'acide chlorhydrique, la matière grasse primitive est séparée ; cette matière est solide, elle a les qualités des acides gras signalés dans les liquides biliaires, par le chimiste hollandais Jongh, dans sa remarquable analyse des huiles de foie de morue.

Ces acides sont, d'après ce chimiste, les acides fellinique, cholinique, biliféllinique, etc . . . . .

Il résulte de ces différents essais, que la dissolution du fer porphyrisé ou réduit, et celle de l'oxyde gélatineux dans les huiles est due à l'état acide préalable de ces huiles, état qui a été déterminé, soit par le contact de l'air, soit par une fermentation particulière qui s'y développe et qui dédoublent leurs éléments en acide gras et en glycérine.

« Les huiles, dit M. Chevreuil, s'acidifient au contact
« de l'air ; il se produit :

« 1° Un acide fixe soluble dans l'eau ;

« 2° Une matière extractive non acide soluble dans
« l'eau ;

« 3° Des acides oléique, margarique et stéarique ;

« 4° Des acides volatils odorants ;

« 5° Un principe odorant non acide ;

« 6° Un principe colorant orangé. »

D'après ces observations , il n'est pas nécessaire, pour expliquer les phénomènes de la dissolution du fer dans les huiles , de faire intervenir ceux de la saponification ordinaire.

De plus, il est évident que les huiles acidifiées dissolvent le fer comme tous les liquides aqueux acides, les réactions chimiques sont les mêmes, la décomposition de l'eau est indispensable pour la conversion du métal en oxyde.

Le protoxyde hydraté s'y dissout dans les mêmes conditions et sans dégagement de gaz.

Les lavages, par l'eau distillée des huiles ferrées, entraînent de la même manière à l'état de combinaison les acides volatils, que M. Chevreuil a trouvés dans les huiles.

M. Jongh a obtenu dans les huiles de foie de morue , par des lavages semblables, des acides organiques, accompagnant les substances biliaires dont ces huiles sont composées.

Par des lavages indentiques , j'ai constaté ces mêmes acides à l'état de combinaison ferrugineuse dans les huiles de foie de morue.

Or, les saponifications à oxydes métalliques ordinaires, s'opèrent en présence de l'eau sans le contact de l'air ; elles sont insolubles dans l'eau, à laquelle elles n'abandonnent que leur principe doux, la glycérine.

J'ai vainement cherché ce principe dans mes nouvelles combinaisons.

En outre , MM. Boudet et Pelouze ont reconnu que l'huile de palme ancienne s'acidifie sous l'influence d'un ferment particulier qui se développe et qui dédouble les éléments de cette huile en acide gras et en glycérine.

Après ces chimistes, MM. Bernard et Barreswil ont démontré que le suc pancréatique a la propriété de dédoubler les corps gras en acide gras et en glycérine, fait très-important au point de vue de la composition chimique de l'huile de foie de morue.

Enfin , tout récemment , M. Pelouze a fait voir que les huiles qui sont parfaitement neutres dans les graines oléagineuses, se dédoublent rapidement en acide gras et en glycérine, dès qu'en brisant les cellules qui les renferment, on les met en contact avec les substances dont elles sont acccompagnées dans ces graines et qui agissent comme de véritables ferments. Ainsi la dissolution du fer ne peut avoir lieu que dans les huiles acidifiées.

L'acidification se fait des deux manières, soit par l'action de l'air, soit par l'action d'un ferment particulier.

Dans les réactions qui nous occupent , je crois qu'on peut raisonnablement admettre l'influence de ces deux causes.

L'huile de foie de morue possède un pouvoir dissolvant plus grand que celui des autres huiles , parce que, le plus ordinairement, sa préparation est précédée d'une fermentation qui opère le dédoublement en acide gras et en glycérine, dont nous avons parlé plus haut.

Dans ces dissolutions huileuses, le fer dissous d'abord à l'état de protoxyde s'y trouve bientôt à l'état de peroxyde ; cette peroxydation, qui arrive rapidement pendant la préparation des huiles, produit la coloration rouge qu'elles présentent.

Je me suis rendu compte de ce phénomène en préparant directement des oléates et stéarates de protoxyde de fer, par la double décomposition du savon et du protosulfate de fer : le précipité obtenu est blanc, mais il passe rapidement au rouge.

En outre , l'acide acétique ou le chlorhydrique agités avec de l'huile ferrée produisent, après la séparation de l'acide, une coloration bleue, instantanée, avec le cyanure jaune de potassium et de fer, et avec le cyanure rouge, la coloration bleue ne se manifeste pas.

Conclusions.

Les huilés acidifiées, soit par l'action de l'air, soit par celle d'un ferment particulier dissolvent le fer porphyrisé ou réduit par l'intermédiaire de l'eau avec dégagement d'hydrogène.

Elles dissolvent aussi le protoxyde de fer gélatineux sans dégagement de gaz. L'air et la chaleur favorisent ces dissolutions.

Le fer se combine à l'état de protoxyde avec les acides gras et volatils contenus dans l'huile de foie de morue, de manière à former des oléate, margarate, stéarate, cholinate, fellinatte, bilifellinate, butyrate et acétate de protoxyde de fer qui, au contact de l'air, passent rapidement à l'état de peroxyde ; sels complètement solubles dans l'huile et en partie dans l'eau. On ne retrouve pas la glycérine dans ces combinaisons.

L'éther dissout l'huile ferrée comme les autres huiles.

Ce travail intéresse surtout les médecins ; on peut néanmoins en faire découler quelques conséquences utiles à l'industrie.

Les huiles sont employées pour préserver le fer du contact de l'air humide et de l'oxydation qui en est la conséquence.

La solubilité de ce métal dans les huiles en présence de l'eau et de l'air, étant désormais un fait acquis à la science, il est évident que la conservation des machines sera incomplète chaque fois qu'on aura appliqué de l'huile mélangée d'eau sur du fer insuffisamment séché.